AF602774

# AVIS AUX MÈRES

*sur*

*les points les plus importans*

de

# L'ÉDUCATION

physique

# DES ENFANS

dans les premières années

*traduit de l'allemand*

de

D. CHRETIEN GUIL. HUFELAND,

Professeur ordinaire en médecine à l'université
de Jéna.

Francfort sur le Mein
chez Varrentrapp et Wenner.
1800.

## *Introduction.*

Les progrès, qu'ont fait de nos jours la raison et la culture, ne se montrent en aucun point d'une manière aussi frappante, que dans l'éducation des enfans. Dans l'espace d'une vingtaine d'années (grace aux hommes immortels, qui ont donné le premier branle!) il s'y est opéré une révolution d'autant plus étonnante, mais aussi d'autant plus glorieuse, qu'elle fut l'ouvrage de la raison et de plus grandes lumières, que le préjugé, la superstition, et une vieille habitude rendoient plus difficile l'entrée de toute réforme dans la chambre des enfans. On s'est rapproché de la nature, dont on s'étoit horriblement éloigné, et on est maintenant convaincu, que le seul moyen de former des hommes sains et capables d'être un jour utiles, c'est de familiariser de bonne heure les enfans avec les élémens et les influences, au milieu desquels ils doivent vivre un jour, d'éviter toute contrainte, le raffinement, et tout ce qui pourroit opérer une trop prompte maturité, de ne point former l'esprit aux dépens du corps, en un mot, de respecter les droits de la nature et de l'enfance si long-tems méconnus. — C'est de ce point que doit sans contredit émaner la restauration physique de la nature humaine, restauration, dont la nécessité se manifestoit plus visiblement de jour en jour. On peut alors se promettre avec certitude après nous une génération, qui aura de grands avantages en force et en bien être physique, dans laquelle on verra bien plus rarement la goutte, l'hypocondrie, la foiblesse de nerfs, les spasmes, et cette foule d'infirmités devenues, pour ainsi dire, notre apanage par l'effet de l'éducation délicate et énervante, que nous avons eue en partage.

Tout certains que sont ces progrès, il est pourtant fort naturel, qu'on n'en soit pas encore venu jusqu'à la perfection. Les idées sont encore trop neuves, les préjugés de la multitude encore trop forts, pour qu'on puisse s'attendre à voir déja ce genre d'éducation réformée généralement adopté, et mis en pratique: mais parmi ceux mêmes, qui sont assés raisonnables pour en reconnoître les avantages, qui sont remplis de bonne volonté pour le mettre en usage, il existe encore certaines erreurs et lacunes dans le traitement, qui ont l'influence la plus préjudiciable, d'autant plus dangereuses, que ne les regardant pas ordinairement comme telles, on passe légérement par dessus. Mon but actuel est de fixer l'attention sur quelquesunes de ces erreurs et de ces lacunes, et de faire voir, comment on peut les éviter.

Une des fautes les plus graves et les plus méconnues, c'est, qu'en adoptant, il est vrai, beaucoup de choses de la nouvelle éducation réformée des enfans, on reste en certains points toujours attaché à l'ancien système par ignorance, ou par une tendresse mal entendue. Il en résulte dans les différens points du traitement une inégalité, et un défaut d'harmonie, qui ne peuvent tourner qu'au grand désavantage de l'enfant. Ainsi, par exemple, on n'hésite point d'exposer l'enfant pendant tout le jour à l'air le plus rude, la tête nue, et la poitrine découverte, dans le vêtement le plus léger. Sur le soir on l'empaquete dans les plumons les plus propres à échauffer, et on l'enferme dix à douze heures dans la chambre la plus chaude. Souvent dans la pleine et entière persuasion de l'endurcir, on le fait baigner exactement dans le l'eau froide, en continuant d'ailleurs de lui faire porter son bonnet fourré, des vêtemens chauds et des bas épais. Il y a dans la crise actuelle une infinité de tels contrastes, dont les suites extrêmement désagréables sont, d'abord de détruire tout le bien, qu'avoit opéré l'impression propre à endurcir et à fortifier, par une impression toute opposée. Ensuite, ce qu'il y a encore de pire, c'est que la première impression peut même devenir dangereuse, la nature étant toujours empêchée de s'y accoutumer. On ne se figure pas de quelle importance il est, de garder, dans la première éducation, toujours le même ton (s'il est permis de parler ainsi), et de ne point dérouter la nature, comme il arrive si fréquemment, par un éternel mêlange d'impressions incompatibles de délicatesse et d'endurcissement. Il est bien sûr, qu'une nature ainsi traitée ne prendra jamais un ton ferme et déterminé.

Mais c'est dans la disproportion qui regne ordinairement entre le traitement des enfans pendant les six premiers mois, ou toute la première année, et celui qu'on observe dans les années subséquentes, que je crois avoir trouvé le contraste le plus frappant, et une cause principale de divers maux. Nos réformes dans l'éducation ne regardent pour la plupart qu'un âge plus avancé. Il n'y a pas encore assés long-tems qu'elles ont pénétré dans le premier période de la vie, dans l'empire des nourrices et des femmes chargées du soin des enfans; peut-être aussi nos reformateurs n'ont-ils pas encore assés pris à coeur cette époque. En un mot, le préjugé et une folle tendresse ont encore ici pleine liberté, et il en résulte dans l'éducation une lacune considérable, qui alors nécessite toujours un saut, un vrai *salto mortale*, quand les deux extrêmes se trouvent à une trop grande distance l'un de l'autre. Au lieu de préparer du premier abord les enfans à une éducation plus dure et plus conforme à la nature, il arrive fréquemment, et c'est même le cas le plus ordinaire, qu'on les tient pendant toute la première année fort chaudement et délicatement, qu'on relâche extrêmement leurs fibres, et les rend sensibles à toute impression. Ensuite dès qu'ils commencent à marcher, ou à être pris en plus grande considération, on se hazarde à les faire passer subitement d'une chambre chaude et remplie de vapeurs, pour ainsi dire, d'une étuve, à une vie nouvelle, en les exposant au grand air et au froid, exigeant même d'une pauvre créature delicatée, qu'elle imite le petit Russe. Que peut-il résulter d'une telle conduite? — Premièrement, il n'y a point de doute que cette vie passée pendant une année entière dans une espèce de serre chaude (précisément à l'époque la plus importante du premier développement) ne soit pour tout le reste de la vie un principe de foiblesse, de délicatesse et de rélaxation, que rien ne peut dans la suite extirper. Il arrive en second lieu, qu'après avoir aussi gâté un enfant, le passage subséquent à une vie plus dure devient un pas extrêmement critique. Une plante élevée dès le commencement dans une serre chaude n'aura jamais la force ni la fermeté de celle, qui est crûe en plein air sur son sol naturel ; le moindre air rude la flétrira. Et un enfant, qui depuis le moment de sa naissance presque toujours entre les plumons, et chaudement vêtu n'a joui que rarement du grand air, dont la tendre surface ne connoit d'autre impression que celle d'une chaleur continuelle, pourroit supporter tout d'un coup un air rude, de l'eau froide, et un léger vêtement sans préjudice? — Rien de plus ordinaire, que de voir survenir dans cette catastrophe (qui d'ailleurs se rencontre assés souvent avec l'époque de la dentition) des accidens fort facheux, tels que des suffocations, des apopléxies, des fièvres de poitrine, des coliques et des diarrhées, qui enlèvent maint enfant, ou font au moins appréhender de continuer le même traitement. C'est aussi le principal motif de la croyance assés commune, qu'une éducation plus dure ne convient pas en général à notre climat, ou au moins à tel sujet en particulier.

On dit que le premier âge tendre des enfans n'est pas encore susceptible d'une éducation dure, et on a raison, si on la prend dans toute son étendue. Mais on ne devroit pas précisément faire le contraire; il faudroit chercher les modifications, dans lesquelles on peut aussi la rendre applicable à cet âge, et au moins y préparer déja le corps. — C'est là sans doute le noeud de l'affaire, et il n'est certainement pas facile, d'assigner au juste dans la pratique le point, par lequel on peut également éviter les deux extrêmes. Je vais essayer d'indiquer là-dessus quelques idées, et moyens puisés dans la raison et l'expérience. Qu'on n'attende donc pas ici une introduction à l'éducation physique des enfans, que d'autres ont donnée plus complétement et mieux que je ne pourrois le faire; mais simplement une exposition de la meilleure sorte de traitement, par laquelle on puisse éviter la lacune qui se trouve ordinairement entre la première éducation et la subséquente, faire prendre au corps dès les premières années une juste direction, et le dégré de confortation le plus convenable.

Voici les principales idées, qu'il faut adopter à cette fin comme base de la première éducation, et qui contiennent déja en même tems le plan du traitement. Qu'on tache de donner toute la fermeté et la force possible aux fibres relâchées de l'enfant, de contenir leur irritabilité dans de justes bornes, sans pourtant les rendre insensibles ou roides par un endurcissement poussé trop loin. Qu'on les accoutume de plus en plus, par des gradations successives, aux élemens, et même aux influences nuisibles, au milieu desquels ils doivent vivre un jour. Qu'on fasse en sorte de garder toujours le même ton dans le traitement; qu'on éloigne tous les obstacles du développement naturel, le secondant toutefois de manière, qu'il ne soit pas outré. Il faut s'efforcer surtout de fonder du premier abord, et d'entretenir cet excellent équilibre des forces et des mouvemens de l'ame et du corps, qui constituent la vraie santé de l'une et de l'autre. — On peut être assuré, de former non seulement le corps, mais aussi l'ame par une éducation physique conforme à ces principes, de pouvoir par là donner, dès la première année, même aux organes de l'ame une direction infiniment heureuse, qui facilite extrêmement la formation morale subséquente, et en fait même, selon moi, partie essentielle. — Car combien de travers dans la façon de penser et le sentiment moral ne sont dans le fond qu'une langueur et un défaut d'harmonie dans les organes de l'ame !

Je suis pleinement convaincu, qu'un état sain de l'organisation, qu'une distribution et une harmonie naturelle des forces sont le fondement de ce précieux don, nommé le bon sens, qui consiste uniquement dans un juste équilibre, et une disposition harmonique des facultés de l'ame. On me pardonnera sans doute comme médecin, d'observer ici, que c'est précisément par cette raison que l'esprit, l'essor du genie, une imagination échauffée, l'enthousiasme etc. sont bien plus communs dans notre génération, qu'un sens pur et naturel, de regarder ces qualités brillantes du tems présent, non comme des preuves éclatantes de force, mais comme des symptomes critiques d'une foible et inégale irritabilité d'ame, et d'oser espérer qu'un traitement suivi, meilleur et plus conforme à la nature de l'homme physique produiroit aussi une plus saine harmonie de l'esprit.

Qu'il me soit permis de proposer quelquesuns des principaux moyens, par lesquels on peut dès le commencement mettre ces idées en pratique. Quoique simples et connus, j'ai pourtant malheureusement trouvé, qu'on n'en fait encore aucun usage, ou au moins qu'on ne les employe pas convenablement, et dans la liaison nécessaire. Cependant ce sont précisement ces moyens, par lesquels je suis pleinement convaincu, qu'on peut le mieux atteindre le grand but de former des hommes sains, robustes et en état d'être un jour utiles au monde. Les principaux consistent dans l'usage de l'eau froide pour laver journellement les enfans, dans les bains tièdes, dans la jouissance journalière du grand air, et la propreté.

---

### *De l'usage de laver avec de l'eau froide.*

„Qu'on lave tous les matins l'enfant „avec de l'eau froide depuis les pieds jus-

„qu'à la tête:" c'est la première et la plus importante regle.

L'effet extraordinaire de ce remède simple est incroyable. Il entretient la propreté, endurcit peu à peu la surface, et la rend plus insensible. Il fortifie tout le système nerveux, affermit les fibres, et pose les premiers fondemens d'une peau vive et saine, dont la négligence est une des principales sources des maux de nos jours. Je fais ordinairement commencer dès la troisième ou quatrième semaine, de sorte qu'après avoir lavé les enfans jusque là avec de l'eau chaude, on la prenne alors par dégré de plus en plus fraiche, jusqu'à ce qu'on en vienne à de la toute froide. Les enfans s'y accoutument bien vìte. Il ne faut pas croire, qu'il y ait le moindre danger. Je prie seulement d'observer deux choses: premièrement, qu'on ne lave point les enfans tout en sortant du lit, tandis que le corps est encore chaud, et que les pores sont ouverts; mais que ce ne soit qu'une demie heure après qu'ils sont éveillés, et un peu rafraichis. Secondement, qu'on soit expéditif en lavant avec de l'eau froide. Je regarde comme nuisible l'humectation lente et inactive de la peau (chose assés ordinaire quand on lave les enfans); car la peau n'y est point excitée à la réaction par la friction, et d'un autre côté l'eau a tout le tems de s'évaporer, ce qui peut causer un vrai refroidissement. Mais si on est expéditif, et qu'on frotte en même tems la peau, de manière qu'elle séche et s'échauffe bientôt, on retire alors l'utilité de l'impression froide; on y réunit le grand avantage de la friction, et la réaction de la peau, qui se trouve augmentée, garantit en même tems de tout le mal que pourroit occasionner la répercussion des humeurs. A l'égard des enfans d'une très foible complexion et fort délicats, il vaut encore mieux les laver sur le soir avec de l'eau froide, et les mettre au lit incontinent après. — Heureux les hommes, pour qui cette habitude d'être généralement lavés tous les jours dès l'enfance avec de l'eau froide, est devenue naturelle, et un besoin réel! y trouvant un des plus grands préservatifs contre la goutte, les rhumatismes, les foiblesses de nerfs, les catharres etc. un des plus forts alimens de la santé; ils auront assurément toute leur vie obligation à ceux, qui leur ont imposé cette salutaire nécessité. On peut se figurer quelle doit être l'efficace de ce remède mis en usage dès le commencement, puisque je connois plusieurs exemples, où des personnes foibles, sans cesse tourmentées de la goutte et de crampes, y eurent encore recours dans un âge plus avancé, et sont depuis ce moment exemptes de toutes ces incommodités, jouissant d'une force et d'une santé, dont elles n'avoient auparavant aucune idée. Mais une des principales conditions est, de ne pas discontinuer un seul jour, pour n'en laisser jamais perdre l'habitude à la peau. Même de légères indispositions ne doivent pas en empêcher. Ce n'est que dans de violens catharres, dans de fortes éruptions de pustules, fièvres, et diarrhées qu'il est prudent de prendre de l'eau chaude, ou de suspendre tout à fait pendant quelques jours. „Qu'on baigne dès le commencement l'en„fant toutes les semaines une ou deux fois." C'est une regle aussi importante, et d'une nécessité aussi indispensable que la précédente pour la première formation physique.

S'il y a quelque remède capable de satisfaire tous les besoins de cet âge, de procurer la santé, la fermeté, l'harmonie, un beau et régulier développement des forces, ainsi que des organes, c'est à coup sûr celui-ci. — Considérons d'un peu plus près ses effets dans ce premier période de la vie humaine! Quoique dignes de notre plus grande attention, ils sont pourtant encore si peu développés, si rarement considérés de leur vrai point de vûe.

1°. Rien n'entretient la propreté du corps, ce pilier fondamental de la santé, aussi parfaitement que le bain. La forte évaporation, et d'autres évacuations, jointes au peu d'attention, qu'on a ordinairement de faire changer de linge et de vêtemens aux enfans, en font les plus malpropres créatures, et couvrent leur peau d'une saleté, qui à la moindre négligence se décèle bien vîte par une odeur particulière fort désagréable. Il ne faut pas croire toutefois, qu'on puisse, en ne lavant pour l'ordinaire que légérement et superficiellement, enlever cette saleté, qui a pénétré jusque dans les pores, et la nettoyer à fond. Ce n'est que par des bains qu'on peut en venir à bout, et quand on les néglige, cette malpropreté devient la source principale de cette quantité de diverses pustules, de croutes, et de gerçures de la peau, que nous voyons, et finit par infecter les humeurs mêmes d'acretés.

2°. Le bain rafraichit et anime l'organisation de la peau, qui, en perdant aisément par le traitement ordinaire son activité, contracte un relâchement engourdi, ainsi qu'une foible irritabilité. Un enfant baigné assiduement en reçoit donc un grand bien presque perdu dans la génération présente, le ton, la fermeté et l'activité naturelle de la peau. Non seulement il sera exempt des maladies cutanées ordinaires, qui sont une suite de son relâchement, il supportera beaucoup mieux et plus aisément celles qui sont inévitables, telles que la petite vérole, la rougeole: mais aussi par le moyen de la sympathie connue de la surface extérieure avec l'intérieure, les systèmes intérieurs se fortifieront en même tems que la peau. Ce n'est sûrement pas exagérer, que d'admettre, que les trois quarts des maladies nous sont com-

communiqués par la peau. Combien de ces maladies ne peut-on donc pas prévenir, en fortifiant de bonne heure cet organe!

3°. Point de remède aussi capable que celui-ci, de dissoudre des stagnations, de rétablir des mouvemens déréglés et la circulation, de répandre de la vie et de l'activité dans toutes les fonctions et les organes même les plus éloignés, par conséquent de l'harmonie dans le tout; et, ce qu'il y a de plus essentiel, de régler dans ce période de la vie l'affaire si importante du développement et de la formation parfaite des organes ainsi que des forces, et de pourvoir à une distribution proportionnée des dernières. — C'est sans doute un grand avantage de méconnu, quand on considère, combien ces dereglemens et inégalités sont ordinaires dans le développement, quelle quantité prodigieuse de maux il en résulte. Combien ne sont pas maintenant fréquens les déplacemens et difformités des membres, les tumeurs, les scrofules, la consomption (atrophie), le rhachitis, une dentition prématurée ou trop tardive, une débilité de jambes qui rend incapable de courir, une formation précoce ou inégale des facultés de l'ame, de la parole, l'hydropisie de tète! Tous ces maux sont, sinon toujours, au moins pour la plupart du tems, des vices du développement, de la formation irrégulière des organes, et de la répartition inégale des forces. Point de moyen plus sûr de les prévenir, que ce remède unique dans son genre, par la vertu qu'il a d'ouvrir et de fortifier, de répandre l'influence de la faculté vitale et de la nourriture également et proportionnellement sur tous les points.

4°. Un des principaux avantages jusqu'alors négligé, qu'on retire de l'habitude du bain contractée de bonne heure, est enfin, de donner à toute la nature, c'est à dire, à l'activité animée des forces et des organes plus de direction, et d'impulsion vers la surface et les parties extérieures, conséquemment de communiquer d'avantage, même à la nature qui concourt au rétablissement dans des maladies, la force et l'habitude de déterminer leurs mouvemens critiques vers la peau, et de profiter de sa sécrétion pour la crise, et la guerison des maladies. Je ne connois rien de plus pernicieux, rien qui renferme aussi parfaitement l'idée de foiblesse et d'infirmité, que le caractère de la nature humaine devenu presque général de nos jours, d'agir de l'extérieur sur l'intérieur, de répercuter toutes les impressions nuisibles en dedans, et d'opérer toutes les métastases, ainsi que les crises des maladies sur les parties intérieures, particulièrement sur les organes de la digestion. C'est un vrai bouleversement de l'ordre naturel, où la surface intérieure fait le service de l'extérieure, tandis que dans l'état régulier et naturel tout le schème doit être précisément opposé, et que la direction des mouvemens doit se faire du centre à l'extérieur. Qu'on observe d'un peu plus près la marche actuelle de la nature malade. Tout, même les causes de maladie qui diffèrent le plus entre elles, l'échauffement, le refroidissement, la peur, la joie, tout agit sur l'estomac, tout produit des maladies des premières voies, les maladies les plus éloignées opèrent leurs crises par les organes de la digestion, et il y a peu de matières de maladie, qu'il ne nous faille, à proprement parler, digérer. La cause de ce mouvement rétrogade provient de la foiblesse et de l'inactivité de la peau, du défaut de réaction de l'intérieur. Ce n'est pas ici le lieu de faire voir, combien y contribuent la vie sédentaire, les boissons chaudes, les irritations morales et physiques presque continuelles de notre intérieur. Je me contenterai de faire observer ici, que c'est réellement dans la première enfance qu'on jette les fondemens de cette disposition peu naturelle, et cela en négligeant les bains et l'affermissement de la peau, par l'usage fréquent d'alimens et de remèdes qui irritent et affoiblissent le canal des intestins. Il faut considérer, que par une chaleur constante, et souvent excessive nous faisons tout, pour relâcher dès le commencement la peau, et lui ôter toute sa force. Il ne se fait rien pour l'animer et la fortifier; en revanche on ne cesse, par une nourriture relâchante, par des boissons chaudes, telles que le caffé etc., particulièrement par l'usage trop fréquent de purgatifs et de vomitifs, de diriger, même chés les enfans les plus délicats, toute l'affluence des humeurs vers le canal des intestins. Que peut-il en résulter, si non que toutes les impuretés et acretés de notre corps se portent aussi dans cette partie foible et irritée, que toutes les influences nuisibles, ainsi que tous la mouvemens critiques prennent leur direction de ce côté-là, et que conséquemment tout le schème gastrique doit dominer tant dans la constitution de l'homme en général, que dans celle des maladies? Il fut un tems, où l'on tâchoit de guérir toutes les maladies par des sudorifiques, alors toutes les maladies prenoient aussi ce caractère, et les maux gastriques étoient rares. Maintenant qu'on traite tout, du premier abord, même les accidens les plus hétérogènes d'une manière gastrique, (c'est à dire, qu'on détermine la nature à opérer sa crise par le canal des intestins) qu'on purge les enfans dans les plus légères indispositions, toutes les maladies prennent aussi un caractère gastrique, et le canal de la digestion est constamment le champ de bataille, où sont aux prises la vie et la mort, la santé et la maladie. Il est presque inutile de faire remarquer, que ce n'est pas toujours la place la plus convenable. L'estomac a une destination plus importante et plus noble: il doit être la source de la nourriture et de l'assimilation, la base de toute restauration et de la santé. Mais comment le peut-il, si on en fait perpétuellement le foyer des maladies. Jamais nettoyé, il ne peut parvenir à cet état de force et d'intégrité qui lui est nécessaire; et des dérangemens continuels de la digestion, de mauvais sucs, l'hypocondrie, et la foiblesse de nerfs doivent en être les suites immédiates. — Pour prévenir entièrement ces principes de maladie, et donner d'abord à la nature un meilleur équilibre, plus de mouvement périphérique, pour aider à l'excrétion naturelle et simple des maladies par la peau, je ne connois point de plus sûr moyen, que de purger moins, et de baigner d'autant plus les enfans.

Qu'on ne croye pas, que ce soient des hypothèses, et des assertions prises en l'air. Je n'en parlerois pas avec autant de chaleur et de certitude, si l'expérience et une expérience répétée ne m'avoit convaincu de leur vérité. J'en ai journellement sous les yeux les preuves les plus satisfaisantes dans mes enfans; lavés tous les jours dès le commencement avec de l'eau froide, et baignés au moins une fois par semaine, ils jouissent de la plus parfaite santé. Par ce moyen, en suivant toutefois les régles préscrites plus bas, ils ont été non seulement garantis jusqu'ici de tous accidens gastriques, de manière qu'il s'est déja passé six mois entiers, sans que j'aye eu besoin de recourir à des purgatifs; mais aussi la nature est si régulière et si simple dans ses secours, que même des causes occasionelles de maladie, qui chés les autres enfans troublent aussitôt la digestion, et rendent les purgatifs nécessaires, telles que des refroidissemens, de petits manquemens contre le régime, des rhumes, des toux etc. influent peu sur elle, se dissipent pour l'ordinaire en peu de jours, sans médecine, même sans de grandes évacuations, conséquemment par la voie simple de la transpiration insensible et la sécrétion des reins. Encore ce printems, où régnoient de violentes toux parmi les enfans, et où ils étoient également affectés par l'influence épidémique, mes enfans restèrent aussi dispose qu'à l'ordinaire, sans fièvre, sans maux d'estomac.

Prenant tous les jours le grand air, sans avoir besoin de la moindre médecine, ils furent guéris dans l'espace de quatre à cinq jours, tandis que la plûpart des autres enfans en souffrirent tout autant de semaines. Même la dentition, qui attaque ordinairement tous les systèmes, et particulièrement celui de la digestion, a eu sur eux si peu d'influence, qu'ils n'en perdirent pas une seule fois l'appétit, et n'en furent nullement malades. J'ai été pleinement convaincu, que l'habitude du bain contractée de bonne heure, et tout ce qui concerne le traitement de la peau, peuvent non seulement diminuer la disposition à des accidens gastriques, mais même que, si elle existoit déja réellement, la forte action de la nature sur la surface est seule capable de la faire disparoitre. Dans une infinité de cas les maladies des enfans ne proviennent dans l'origine que d'une fine et passagère irritation des nerfs, qui seulement, faute de réaction sur l'extérieur et de traitement convenable, a tout le tems de se fixer dans les organes de la digestion, d'y occasionner ces dérangemens et ces accumulations, qu'on prend alors à tort pour la cause fondamentale. Mais si l'on ouvre promptement à la nature les voies générales par le bain ordinaire, alors l'irritation de la maladie peut dès son principe, avant qu'elle puisse causer des dérangemens réels et des assimilations de matières malades, être dissoute, mise en mouvement, et dissipée de la manière la plus simple par l'excrétion. — C'est ainsi que l'habitude du bain, quelque paradoxe que paroisse cette assertion, peut remplacer les remèdes laxatifs, et les rendre plus rares. Si cette habitude jointe à un meilleur traitement de la peau passe, comme je le désire sincèrement, de plus en plus généralement et dès la première enfance en usage, elle coupera sûrement chemin à ce caractère de maladie gastrique et bilieux, qui fait de si grands progrès parmi l'espèce humaine.

---

## *Des Bains tièdes.*

Quelle sorte de bains est la plus convenable pour l'usage diététique à l'égard des enfans? D'après mon expérience les tièdes du 24 au 28e [illegible] n. Il ne faut pour [illegible] bains froids puissent se [illegible] en soi et par lui même, l'impres [illegible] e de l'eau, d'un élément dont les pa [illegible] nstitutives et la vertu intérieures [illegible] t pas encore été assés reconnues jusqu'ici (la chymie moderne commence déja à représenter l'air vital comme en faisant une partie principale et constitutive), le bain dis-je, joint au nettoyement et à l'ouverture qu'il opère, est déja un grand et excellent confortatif. Qu'on considère la force et la nouvelle vie que donne un bain tiède aux pieds fatigués, comme la lassitude et l'insensibilité diminuent presque à l'instant, n'est-ce pas une preuve suffisante de la vertu vivifiante qui y est attachée? Oui, Bruce s'apperçevoit, que, même dans les chaleurs de l'Abyssinie, un bain tiède le soulageoit et le confortoit bien plus qu'un froid. Il s'agit d'ailleurs ici de sujets si tendres, qui ne sont accoutumés qu'à la chaleur. Le bain froid doit déja être rangé dans la classe des confortatifs héroiques, capables de faire commotion, et confine de très près à l'électricité. Mais nous savons que le degré des remèdes confortatifs et vivifians doit être absolument proportionné à celui de la faculté vitale, qu'une foible étincelle peut être plutôt éteinte qu'allumée par un coup d'air trop violent, et que le même degré d'irritation et de confortation, qui fait du bien à un corps robuste, peut devenir déstructif pour un foible. N'est-ce donc par risquer infiniment, que d'employer à l'égard d'un être si foible et si tendre un remède, dont même des hommes faits ne font pas toujours usage sans préjudice? Il y en a sans doute qui l'ont supporté heureusement (de même que le baptême des Russes dans la Néwa); mais combien n'ont pas dû le payer de leur vie? Il en existe de tristes exemples. Et même, qui plus est, le bain froid est non seulement dangereux, mais il est aussi contraire à notre but actuel. Forte contraction de toute la surface, violente répercussion de toutes les humeurs dans l'intérieur, irritation et commotion, ce sont là ses principaux effets. Dans un corps si foible, encore si peu susceptible de réaction intérieure, une répartition inégale des sucs et des forces, la stagnation et la surcharge (particulièrement de la tête qui est seule exceptée de l'impression violente), ne doivent-elles pas être la suite nécessaire d'un tel bain, au lieu du développement, de la répartition, et de l'ouverture uniformes qu'opère le bain tiède, et dont il est ici principalément question?

Qu'on fasse donc baigner les enfans dans de l'eau tiède, plus fraiche quand ils sont forts, et plus chaude, s'ils sont d'une foible complexion, de manière toutefois qu'on diminue le degré de chaleur, à mesure qu'ils croissent en âge et en forces. Qu'on ne manque pas non plus en été, d'exposer toute la journée au soleil l'eau, qui doit servir pour le bain. On doit prendre de préférence de l'eau de pluye ou de rivière, et si l'on est obligé d'employer de l'eau de fontaine, il faut y faire verser de l'eau chaude, où on ait fait bouillir un quart d'once de savon avec du son de forment, ou bien du lait chaud. Je conseille expressément de ne pas faire bouillir toute la quantité d'eau, parcequ'autrement elle perdroit trop de ses parties constitutives et vaporeuses, qui forment son esprit. — Dans les premières semaines et les premiers mois qu'on laisse l'enfant dans le bain un demi quart d'heure, insensiblement un quart d'heure tout entier, et encore plus long-tems à la fin de la première année, mais ce qui est essentiel, qu'on ne cesse point pendant le bain de frotter légèrement et de nettoyer doucement le corps avec une éponge. — Il est surtout important de faire bien attention au moment où l'on retire l'enfant du bain, car c'est ici qu'on manque le plus, et j'ai presque toujours remarqué, quand un bain n'étoit pas salutaire, que la faute provenoit de là. Il faut être le plus oxpéditif possible, en essuyant l'enfant, et le mieux est de tenir tout prêt des linges chauds, dans lesquels on l'enveloppe, en le retirant du bain, et avec lesquels on le frotte. Car il est évident, que rien ne cause un froid aussi pénétrant, aussi nuisible, que l'évaporation de l'eau; et il y a une différence prodigieuse entre être réellement dans l'eau, et n'avoir de l'eau que sur la peau. Ce refroidissement doit être d'autant plus préjudiciable, qu'il succède à un état d'échauffement, et d'ouverture de la peau.

On ne doit pas non plus baigner l'enfant aussitôt après le manger, ni l'exposer à l'air après le bain par un tems rude. Il vaut mieux lui faire prendre le bain le soir, ensuite de quoi on peut le mettre au lit.

---

## *De la jouissance journalière du grand air.*

Il reste encore une troisième et aussi indispensable sorte de bain, qui consiste à faire prendre l'air aux enfans : *le bain d'air*, pour rendre l'expression de l'auteur; car c'est ainsi que nous devrions nommer et considérer la jouissance du grand air, par rapport aux enfans. On ne s'y figure ordinairement qu'un amusement, qu'une promenade, et parceque ces idées ne s'adaptent pas à des enfans d'un an, que souvent le tems n'est pas agréable, on commet la faute inévitable de laisser passer des semaines entières, sans faire sortir les enfans de la chambre. — Mais dès que nous regardons la jouissance de l'air comme un aliment essentiel, comme l'animation des plus délicates et des plus nobles facultés de l'homme, (ce qu'elle est en effet), il s'ensuit qu'elle est aussi nécessaire que le boire et le manger, que ce n'est pas tant de la beauté et de l'agrément de l'air qu'il s'agit, que du grand air en lui même, sans égard à ses qualités accidentelles. — Nous devrions donc nous faire une loi sacrée et inviolable: „de ne laisser „passer aucun jour, sans avoir procuré à „l'enfant cette jouissance extrèmement im„portante et vivifiante." Cet usage régulier et journalier est en même tems le plus sur moyen d'accoutumer le corps à un air rude et désagréable, et d'en prévenir les mauvaises influences. Par cette raison seule il faudroit absolument ne laisser passer aucun jour, sans prendre un peu l'air. Car on ne sauroit croire, avec quelle facilité le corps se déshabitue de cette jouissance, et une privation de huit jours suffit réellement pour rendre l'impression nouvelle, pour être obligé de recommencer. — Il faut sans doute user de précaution dans les premiers mois. Les enfans nés au printems et en été ont en ce point de grands avantages, parce qu'on peut les familiariser bien plutôt avec cet élément, et les entretenir dans cette familiarité. Au moins je conseille d'éviter à cette époque un tems venteux et humide. Mais dès que les deux premiers mois sont passés, et que l'enfant s'est dans cet intervalle familiarisé, autant que possible, avec l'air, il ne faut plus faire attention à la température, pour procurer tous les jours à l'enfant, ne fut-ce qu'une petite demi heure, l'impression bienfaisante du grand air, qui lui sera aussi utile qu'un remède vivifiant et confortatif, qu'il prendroit journellement. — Je ne dois pas oublier ici l'important avantage, qui en résulte pour les yeux, avantage de la plus haute conséquence, principalement de nos jours, où la nature humaine sent évidemment de ce côté un affoiblissement sensible. Si à coup sûr la myopie et la foiblesse des yeux qui gagnent de plus en plus (et qui par cette raison sont le partage du séjour des villes), proviennent surtout, de ce qu'on tient dans les premières années les enfans presque toujours enfermés entre quatre murs, ce qui est cause, que l'oeil, ne voyant que des objets proches, s'organise aussi uniquement pour la proximité,

et

et finit par perdre entièrement la faculté de former d'une manière convenable le focus d'objets éloignés : il n'est pas moins certain d'un autre côté, qu'en vivant de bonne heure et journellement en plein air, dans un plus vaste horison, on peut du premier abord (et assurément pour l'ordinaire dans les premiers tems) rendre la vue plus perçante, plus longue, jetter les premiers fondemens de bons yeux, capables de voir loin. — Nouveau et puissant motif sans doute pour faire sortir les enfans le plus souvent et le plutôt possible de ces chambres, où on les tient comme en prison! — On voit aussi par ce qui précède, combien il importe d'avoir soin de donner tous les jours l'air à la chambre qu'habitent les enfans, tant en hyver qu'en été. Un air renfermé et impur est un vrai poison mortel pour des enfans, et il est prouvé qu'un tel air ne peut qu'occasionner les plus violens mouvemens convulsifs, qu'il est une des principales causes, que tant d'enfans meurent de convulsions dans les premiers mois. Qu'il seroit avantageux de ne pas prendre, comme c'est l'ordinaire, la plus mauvaise chambre, mais de choisir la meilleure de la maison pour les enfans! Au moins faudroit-il en prendre une assés haute, où donnât le soleil, dont les rayons vivifians sont un grand confortatif pour des enfans, et très propres à purifier l'air de leurs chambres.

C'est quelque chose d'extraordinaire, et on aura peine à croire les excellentes influences, qu'ont sur toute la nature et la formation physique des enfans, ces moyens simples, l'usage de les laver avec de l'eau froide, de les baigner, et de leur faire prendre de bonne heure le grand air, comme un tel enfant se distingue à vue d'oeil des autres dans toute sa constitution habituelle. Ayant observé avec attention les qualités propres et les avantages d'enfans traités de la sorte, je puis offrir les signes caractéristiques suivans comme un tableau fidèle d'une nature bien dirigée, et habituée de cette manière dès le commencement. C'est l'expérience seulo qui parle ici.

1°. Un tel enfant est plus robuste, plus insensible aux influences et aux changemens de température.

2°. Son corps est droit et fort, ses membres sont également nourris et formés.

3°. Les périodes de son développement se succèdent avec ordre et régularité ; aucune faculté, aucune disposition ne devance l'autre. Chés lui la dentition ne se fait point trop tôt (grand désavantage de l'éducation ordinaire des maisons, où les enfans sont enfermés comme dans des serres chaudes), ni irrégulièrement. Il ne commence pas à marcher de trop bonne heure, ni trop tard. Il en est de même de la parole. Même les facultés de l'ame se développent régulièrement, pas trop promptement, et seulement après les plus importans développemens du corps. Tout prend une marche naturelle et successive, et l'enfant reste plus long-tems dans l'état de l'enfance.

4°. La circulation des humeurs, tous les mouvemens intérieurs, ainsi que les évacuations ordinaires ont leur cours naturel et régulier. — L'article du bain est surtout important pour les enfans, qui ont de la disposition aux duretés de ventre, et à la constipation ; mal qui peut avoir les suites les plus facheuses, non seulement pour l'enfance, mais aussi pour toute la vie. Les enfans baignés en sont parfaitement exempts.

5°. La chair des muscles a une ferme consistance; d'une couleur vermeille, elle est aussi éloignée d'une bouffissure spongieuse, que d'une séche maigreur. La peau paroit fraiche et animée. Le tète ni le bas-ventre ne sont pas trop gros, ou proportionellement trop nourris, et on n'apperçoit point ici la disposition à la pthisie et au rhachitis, qui s'y trouve chés les autres enfans.

6°. Le système nerveux n'a point une influence prépondérante; ses effets sont uniformes et modérés. Nulle part ne se manifeste cette excessive irritabilité, qui maintenant dégénère si fréquemment en convulsions et en spasmes, qui jette dès l'enfance les fondemens de ces hommes infortnnés, qui pendant tout le cours de leur vie ne sont que des systèmes nerveux ambulans, des organisations, qui semblent n'exister que pour sentir, et non pour agir.

7°. Il est exempt de maladies cutanées, de pustules, de catharres, de râles, de corruption et engorgement des premières voies, et si un tel enfant se trouve atteint d'une maladie, elle est d'une courte durée, les crises en sont faciles et naturelles.

8°. Particulièrement les soi-disant maladies dangereuses des enfans, telles que la petite vérole, la rougeole, la fièvre écarlatine, qui toutefois ne sont dans le fond que des maladies cutanées, sont par ce moyen extrêmement adoucies, et supportées avec moins de peine, parce qu'un tel enfant a une peau saine, vive, et parfaitement active, au lieu que le traitement ordinaire lui fait perdre ces qualités, et qu'il contient sûrement une cause principale de la grande mortalité, et du danger éminent, qui accompagnent ces maladies.

9°. En commençant de bonne heure à laver et à baigner les enfans, on leur procure par là non seulement la netteté de la peau, mais aussi ce sentiment pour la propreté si précieux, et malheureusement devenu si rare parmi nous, cette faculté, qui n'existe plus du tout chés les nations, où le bain n'est point en usage, de sentir quand la peau est collée, couverte de saletés, et que ses pores sont bouchés, cette faculté qui nous rend un tel état insupportable, et nous fait une nécessité de recourir au bain pour nous nettoyer, et délivrer de ces saietés.

Le Russe, quelque inférieure que soit du reste la délicatesse de son sentiment au nôtre, l'emporte pourtant de beaucoup sur nous dans ce sens, précisément parcequ'il est accoutumé de bonne heure au bain. Un sentiment, qui lui est propre, lui dit, quand sa peau a besoin de se nettoyement, et je lûs encore dernièrement avec plaisir le trait d'un Russe, qui se jetta aux pieds d'un étranger, au service duquel il s'étoit engagé comme voiturier, lui demandant en grace, de lui accorder quelques heures pour prendre un bain, dont il avoit été obligé de se priver depuis si long-tems. Voilà en vérité une délicatesse du sentiment de la peau, que n'a plus chés nous la dame la plus élégante *).

*) Je fais précisément la même remarque chés les enfans accoutumés au bain. Tandis que beaucoup d'autres tremblent et frissonnent, en appercevant l'eau qui doit servir au bain, ceux-ci ont un vrai amour pour cet élément; le bain fait un de leur plus grands plaisirs,

J'ai prouvé, ce me semble, suffisamment, combien le traitement indiqué est utile, et même indispensable, pour atteindre le principal but de l'éducation physique, c'est à dire, pour former des hommes sains, robustes, bien organisés, et capables d'être un jour utiles. Mais pour que les remèdes prescrits ci-dessus fassent tout leur effet, il faut sans doute que le reste du traitement y corresponde, et garde le même ton. Autrement ils seront inutiles, et même nuisibles. Il est donc d'une nécessité absolue, de proscrire les lits de plumes, les chambres et les vêtemens trop chauds.

Je ne connois en effet rien de plus nuisible, rien qui puisse détruire d'une manière aussi déplorable la vigueur et l'énergie de l'homme dès le premier développement, que la funeste habitude, d'ensevelir, pour aussi dire, l'enfant nouveau-né dans un tas

---

et ils attendent avec impatience le moment, où ils y seront mis. Ils sentent déja ce que ce remède a de salutaire. Le sentiment pour la netteté de la peau et le besoin du remède, qui la procure, seront à jamais pour eux une propriété inappréciable.

d'oreillers chauds. Une telle habitude relâche entièrement la peau et toute l'organisation, pose les plus sûrs fondemens d'une peau suante, source d'une infinité d'autres maux, surtout des continuels refroidissemens, maux de dents et de tête, catharres etc. J'ai vu un enfant, qui par une tendresse mal entendue de sa mère avoit passé les huit premiers mois de sa vie dans un tel bain de vapeurs derrière le fourneau ; on en avoit fait la plus misérable créature : sa peau étoit constamment gluante, toujours couverte de pourpre, sa tête excessivement grosse, et l'épine du dos déja déplacée. Ce ne fut qu'en le faisant passer lentement, avec précaution à une vie plus legère, et en l'exposant à l'air, qu'il put insensiblement être délivré de ces maux et se rétablir. Je ne saurois donc assés recommander la méthode, que j'ai employée à l'égard de mes propres enfans et d'autres avec l'avantage le plus évident, de ne les mettre dès le commencement que dans un matelat de coton piqué, qui, ne gênant point le corps, et laissant les mains libres, ne prend jamais un trop grand degré de chaleur. Que le lit consiste en de tels matelats, ou bien d'abord, surtout en hyver, et si c'est un enfant de foible complexion, qu'on fasse usage d'un léger pinmon, mais qu'il faut mettre de côté, dès que la bonne saison arrive, ou que l'enfant se fortifie. — Un des principaux désavantages des oreillers remplis de plumes est la mauvaise odeur et la saleté, qu'ils prennent à la fin. Un tel oreiller est réellement un vrai pot-pourri des exhalaisons les plus méphytiques; et d'être obligé de coucher sur un tel tas de fumier pendant un an, il n'en peut résulter que les suites les plus facheuses. On peut fort bien obvier à ces inconveniens, en faisant coucher les enfans sur des oreillers remplis de menue paille tendre et mollement battue (la menue paille d'avoine est la meilleure). L'humidité passant à travers, ces oreillers ont conséquemment l'avantage d'être toujours secs Il est aussi très facile de les renouveller de tems en tems, et ils n'entretiennent qu'une chaleur tempérée.

## *De la propreté.*

La propreté est le plus important des principaux points de l'éducation physique; peut-être est-il le seul dans lequel nous ne puissions en trop faire. — Tout ce qui a été dit jusqu'ici a pour but de l'entretenir le plus qu'il est possible; surtout qu'on n'oublie pas d'y joindre aussi le fréquent changement de linge. Un enfant transpire beaucoup plus, et par conséquent le ligne est mis hors d'état de servir bien plutôt, que chés un homme fait. C'est pourtant un point que l'on néglige encore infiniment. — Quiconque le peut, devroit donner tous les jours du linge blanc et sec à son enfant. Pour pouvoir lui procurer ce grand bienfait, il vaut mieux le priver de quelque autre chose. On lui laissera vraiment par là un fonds en santé et en forces plus considérable et plus essentiel, que si on lui reservoit encore une fois autant d'argent par une économie mal placée. — Je ne puis mieux prouver l'avantage singulier de cette habitude, qu'en assurant, que j'ai déja guéri beaucoup d'enfans dès le commencement du rhachitis uniquement, en leur faisant donner tous les jours du linge blanc parfaitement sec, et bien parfumé avec de la poudre de senteur. — Du reste que l'habillement soit leger, et non de laine; que la tête et la poitrine soient découvertes, dès que les cheveux ont crû suffisamment pour garantir de l'ardeur du soleil, et du froid. La tête en reçoit une fermeté extraordinaire. Hérodote raconte, que, lorsqu'après la bataille des Perses contre les Egyptiens sous Cambyses, on eut séparé les morts des deux côtés, on fut étonné de trouver les péricranes des Perses si tendres qu'on pouvoit les percer d'outre en outre avec une petite pierre, au lieu que les têtes des Egyptiens étoient si dures, qu'on avoit de la peine à les casser avec une grosse pierre. Il trouve la cause de ce phénomène dans l'habitude, où étoient les Egyptiens, d'avoir dès leur jeunesse la tête tondue et découverte, tandis que les Perses la tenoient toujours fort chaudement et couverte.

On verra par ce qui précède, que mes idées sur l'éducation physique des enfans s'accordent avec celles, que Mr. le Conseiller

Faust a manifestées dans son précieux livre *). Je saisis avec grand plaisir cette occasion de témoigner ici publiquement à ce digne homme ma reconnoissance de son zèle à concourir à la restauration de la nature humaine, et ma haute considération pour l'esprit qui l'y anime. Nous fondons l'un et l'autre nos principales idées sur le nettoyement, sur l'affermissement et un plus grand soin de la peau, et il n'y a certainement rien qui puisse opérer plus efficacement cet effet, que de laver et baigner les enfans, que le grand air, qu'un habillement léger, propre, qui n'empêche pas trop l'air de pénétrer. Je souscris donc bien volontiers à tout ce qui a été dit sur ce sujet dans le livre cité, désirant très ardemment qu'il puisse se faire le plutôt possible dans le sentiment moral de la génération actuelle une assés heureuse réforme, pour qu'on ose supprimer entièrement ces vêtemens, qui sont, d'après ma

---

*) „Wie der Geschlechtstrieb des Menschen in „Ordnung zu bringen, und wie die Men„schen besser und glücklicher zu machen „sind, von Dr. Faust, 1791."

conviction, la source de divers grands maux. Il faudroit au moins abolir tout à fait l'usage déraisonnable, d'imposer l'esclavage des culottes aux pauvres petits garçons, dès qu'ils peuvent marcher, leur laisser cette utile liberté le plus long-tems possible, au moins jusqu'à l'âge de six à sept ans, et ne leur donner des culottes, que quand la bienséance l'exige, mais des culottes si minces, si larges, si propres à recevoir l'air, qu'elles n'en ayent que le nom, qu'elles servent, à la vérité, à couvrir, mais sans causer aucun des désavantages, que doivent produire sans cesse la chaleur relâchante, et la contrainte des culottes ordinaires.

---

## *Des maillots et du premier habillement des enfans.*

Quel peut être notre but dans le premier habillement des enfans? L'échauffement et l'appui convenable du corps tendre, flexible, encore incapable de se soutenir, et même plutôt susceptible d'être facilement lésé. — Je suis donc ennemi de cette méthode tyrannique d'emmailloter, et de cette contrainte, par lesquelles on génoit extrêmement autrefois la circulation du sang, la digestion et l'usage des membres. Les pauvres enfans étoient réduits à l'état le plus pénible d'une entière immobilité, état qui doit être mis au nombre des plus grandes tortures, et qu'on a réellement fait servir à cet effet en divers lieux, avec beaucoup de succès. Mais je ne dois pas moins désapprouver, qu'on n'emmaillote point du tout les enfans dans les premiers tems. Car le corps si tendre, si flexible, surtont l'épine du dos a absolument besoin d'appui dans le commencement, et quand même il ne lui faudroit point, ceux qui les soignent en ont besoin, pour pouvoir les lever, les porter et traiter sans risque. Je recommande ici un juste milieu, et la méthode suivante est celle qui m'a paru la plus avantageuse.

Il faut vêtir d'abord l'enfant nouveau-né d'une toile fine, avec de la flanelle par dessus, et envelopper le corps d'une bande tout à fait lâche, qui soit de la largeur d'une main, et tricotée, parceque ces sortes de bandes ne vêtent pas d'un manière aussi inégale que les autres. Qu'on laisse aux enfans la liberté des mains, qui allège infiniment leur situation, et leur apprend à faire de meilleure heure usage des bras. Il arrive même delà qu'ils se font moins de mal, que si on les renfermoit et les leur bandoit. — Que tout le corps soit mis dans un matelat de coton, qui, en soutenant la tête, procure en même tems la chaleur la plus convenable, sans échauffer comme les plumons. Il faut continuer cette méthode jusqu'à la huitième ou la dixième semaine, c'est-à-dire, jusqu'à ce que l'enfant soit en état de tenir droits la tête et le dos. Qu'on mette alors le matelat de côté; mais on peut encore emmailloter de la manière préscrite jusqu'au sixième mois, cètte méthode étant le meilleur moyen d'entretenir le corps chaudement. — Les bas ne sont point du tout nécessaires la première année, car étant toujours mouillés, au lieu de tenir chaud, ils refroidissent plus l'enfant, que s'il n'en avoit point.

---

## De l'usage de bercer.

On a fortement crié contre l'usage de bercer, en assurant même que les enfans en etoient abêtis (quoique ce soient précisement ces enfans autrefois bercés qui déclament avec tant de finisse contre cet usage, et fournissent par là au moins pour eux-mêmes la meilleure réfutation); d'un autre côté on a représenté cette méthode de bercer comme la chose la moins nuisible, et même comme la plus salutaire. Qui doit-on croire? On est allé, ce me semble, trop loin des deux côtés, comme c'est l'ordinaire. Il doit être absolument préjudiciable de bercer un enfant trop violemment; cette secousse peut sans doute affoiblir les nerfs et la tête, occasionner des dérangemens méchaniques du corps. Mais il me semble, que de bercer modérément et doucement, c'est le mouvement le plus innocent et le plus convenable au but pour le premier période de la vie. Le seul inconvénient qui en résulte, c'est que les enfans finissent par s'y accoutumer, de manière qu'ils veulent être constamment

ber-

bercés, et que ce mouvement continuel redevient aussi nuisible.

Je crois donc toutefois, qu'à raison de l'abus si facilement possible, il vaut mieux supprimer tout à fait les berceaux, ou au moins n'en souffrir que de ceux, qui sont fort plats par dessous, ou garnis des deux côtés d'une petite tringle qui arrête les balancemens, de manière qu'ils ne puissent se faire que foiblement. J'ai employé avec succès pour mes enfans et pour d'autres, au lieu de berceaux, des lits posés sur des roulettes, par le moyen desquels on peut également donner aux enfans d'un foible heurt un mouvement, qui n'a pas les inconvéniens de celui qui balance.

---

## *Des cris des enfans.*

Dès que l'homme apperçoit la lumière du monde, la première chose qu'il fait, c'est de crier, et tout se borne à en conclure qu'il vit. Au lieu de nous en inquiéter, nous nous en réjouissons plutôt, et avec raison, car ces cris dénotent la faculté vitale, et la liberté des poumons. Nous devrions aussi faire de même dans la suite, quand un enfant crie, et regarder cette haute annonce de sa présence comme un simple signe de son existence, lequel ne présage rien de fâcheux. Mais au lieu de cela, rien de plus ordinaire, que de voir de tendres mères et d'inquiètes gardes prendre quantité de soucis à chaque cri d'un enfant, et même faire bien des choses qui tournent à son grand désavantage. Pour diminuer ces inquiétudes, et prévenir ces inconvéniens, je crois faire quelque chose de méritoire, en montrant ici, que les cris des enfans (sous certaines restrictions, bien entendu) n'ont rien que de naturel, qu'ils sont même quelque chose de fort utile et de salutaire.

Si nous remontons à la cause de ces cris, il ne faut nullement les considérer comme l'expression d'une douleur ou d'une situation désagréable. Quiconque le fait, commet l faute malheureusement si ordinaire, de juger par l'état et les dehors de l'homme fait, de l'état de l'enfant qui est pourtant un tout autre être. Dans les premiers tems de l'enfance quantité de démonstrations extérieures ne sont autre chose que des efforts, pour faire paroître de la force. Nous voyons, comme l'enfant démailloté s'agite, travaille des bras et des jambes, et se met à faire des mouvemens fort violens : qui conclue de ces mouvemens, que l'enfant est dans un état pénible et peu naturel? C'est pourtant ce que nous faisons, quand nous interprétons de la sorte chaque cri de l'enfant. Car dans une infinité de cas, ce n'est autre chose qu'un effort, qui tend à faire voir la force des poumons et des organes de la respiration. La nature n'a pas mis en vain cette tendance dans l'enfant, car c'est précisément par là que se développent et se perfectionnent la force et la bonne disposition de l'organe. Ainsi quiconque empêche toujours les cris de l'enfant, peut en effet être cause qu'il ait une poitrine moins forte, qu'il ne l'auroit eu d'ailleurs, qu'il s'y forme plus facilement des stagnations et des germes de maladies. Mais supposé que les cris soient occasionnés par un sentiment pénible ou valétudinaire: ils sont pour l'ordinaire le meilleur moyen d'en détruire la cause. Par exemple, ce qui donne très fréquemment lieu à ces cris, est une accumulation de vents que le diaphragme presse en haut, et qui par là même, et par la douleur qu'elle excite, force, pour ainsi dire, involontairement l'enfant de se soulager par un renforcement de respiration, c'est à dire, par des cris; et c'est précisément par ce moyen que se dissout le plus sûrement cette stagnation d'air dans le bas-ventre. Les cris proviennent aussi quelquefois d'amas de glaires, de stagnations du sang dans les poumons; alors point de remède local plus sûr que les cris. Même quand ils sont occasionnés par une circulation arrêtée des humeurs dans les parties extérieures, et par un mal-aise qui en résulte (cas fort ordinaire chez les enfans), les cris procureront le meilleur soulagement par l'augmentation de la circulation, qu'ils opèrent.

Mais sans égard à des causes particulières, les cris, rélativement à leurs effets généraux, sont pour les enfans une chose extrêmement bienfaisante et nécessaire. C'est presque l'unique espèce d'exercice que puisse faire un enfant dans le premier tems de sa vie. Ils animent la circulation du sang et opèrent une répartition plus égale de sucs; ils aident à la digestion, secondent la nourriture entière et l'accroissement du corps. Résolvant les stagnations et accumulations dans le bas-ventre, ils facilitent toutes les sécrétions, particulièrement l'évaporation si importante de la peau. En un mot, je trouve parfaitement vraie cette ancienne maxime du peuple: „On ne peut beaucoup compter „sur des enfans qui ne crient pas!" Combien n'est-ce donc pas à tort qu'on regarde chaque cri d'un petit enfant comme un appel au secours, et combien n'en résulte-t-il pas de procédés inutiles et préjudiciables! Le plus ordinaire est de donner aussitôt à boire et à manger à l'enfant, de lui faire ainsi contracter la mauvaise habitude de demander constamment quelque chose, d'entretenir par ce moyen une mauvaise digestion et de mauvais sucs. Au moins on le prend à l'instant et on le porte de côté et d'autre; alors, surtout de nuit, le refroidissement souvent réitéré lui fait plus de tort, que n'en auroient causé les cris. Des mères fort inquiétes en viennent même jusqu'à recourir aussitôt à un lavement, pour dégager le pauvre enfant de ventosités, ou prévenir des convulsions possibles. Il arrive delà, que l'enfant reçoit dès la première année deux centaines de lavemens, qui lui relâchent pour toute la vie le canal des intestins. On fait aussi quelquefois venir le médecin, qui ordonne quelque chose, ne fut-ce que pour ne pas s'en aller, sans laisser une ordonnance. Si tout cela n'arrive pas, il s'ensuit toutefois à coup sûr de cette attention trop inquiéte, que l'enfant ne tarde pas à s'appercevoir, qu'on attache quelque importance à ses cris, et qu'il peut en obtenir quelque chose, ce qui devient alors sûrement le principe du caprice, et des cris faits à dessein, qui augmentent de plus en plus, au lieu de diminuer. J'ai toujours remarqué, que les enfans, aux cris desquels on faisoit grande attention, crioient le plus, tandis que ceux, auxquels on avoit moins d'égard, s'en déshabituoient promptement. Je ne puis m'empêcher d'ajouter ici la remarque générale, qui ne s'est que trop confirmée pour moi, qu'une attention trop inquiéte et trop particulière est, absolument parlant, le plus sûr moyen de causer chez les enfans une difformité physique et morale. L'expérience journalière nous apprend que les enfans, qu'on dorlote le moins, parviennent beaucoup mieux, qu'ils developpent eux-mêmes leurs forces, et reçoivent par là même plus de vigueur, plus de consistance et d'aptitude à être un jour utiles; tandis qu'une complexion foible et imparfaite est le partage des enfans uniques ou fort tendrement aimés. La première régle de toute éducation est de ne jamais oublier que l'homme est un être destiné à subsister par lui-même, qu'il doit conséquemment développer lui-même ses facultés physiques et morales, apprendre à les connoître, et à en faire usage le plutôt possible, afin qu'il devienne ce pour quoi il est organisé, et non ce qu'il plait à l'art de faire de lui. Le plus grand art de l'éducation me semble donc consister, à veiller toujours sur les enfans, sans leur laisser appercevoir, qu'on les observe et les dirige.

Il y a pourtant sans doute des cris d'enfans, qui méritent attention. J'entends seulement par là, quand l'enfant crie fort longtems et constamment ou avec grande violence; quand il replie en même tems ses jambes sur son corps, ce qui dénote des maux de ventre; qu'il porte la main à la bouche, ce qui indique un mal de dents, ou qu'il a d'autres symptômes de maladie, ou bien aussi quand il crie périodiquement toujours à certains tems.

---

## *Du boire et du manger.*

Tant qu'un enfant n'a point de dents, il ne doit point du tout manger, si nous entendons par ce mot l'usage d'alimens solides. Toute la nourriture d'un enfant, pendant ce tems, doit être liquide ou en bouillie. L'enfant le plus heureux est celui, qui dans les premières années ne tire sa nourriture que du sein de sa mère ou de celui d'une nourrice saine. Le lait lui suffit pour lors, et le mieux est de ne lui donner rien de plus. Ce n'est qu'à ceux qui manquent d'une quantité suffisante de lait, ou qu'on élève tout à fait sans leur donner à têter *), qu'il

*) Quant au régime concernant la nourriture artificielle des enfans, et à plusieurs points

est nécessaire de présenter de très bonne heure des alimens, pour la préparation desquels m'ont paru le mieux convenir du biscuit broyé très menu, ou de petits pains blancs rassis, en y mêlant du gruau fin avec moitié eau et moitié lait, le tout bouilli et réduit en une soupe épaisse, dont on peut leur donner le matin, à midi, et le soir une médiocre portion. Dans aucun cas on ne peut permettre de tels alimens les huit premieurs jours. Je déconseille aussi absolument de préparer ces soupes avec de la farine, qui, au lieu d'un bon suc nourricier, n'engendre que des glaires, n'occasionne que des vers et des opilations des glandules. Quand l'enfant a atteint six mois, on peut alors lui faire une soupe de leger bouillon de veau ou de poulet; on peut aussi lui donner en sus des légumes qui ne soient pas venteux, par exemple, des carottes, des endives, des épinars, de la laitue, des scor-

---

qui y ont rapport, je me suis expliqué d'une manière plus détaillée dans mon livre intitulé: *Die Kunst das menschliche Leben zu verlängern.*

sonères cuits au jus et réduits en bouillie, ainsi que certains fruits cuits. Quand l'enfant a des dents, et qu'il est sevré, il est bon de lui donner de modiques portions de viande, aussi d'autres légumes, du laitage etc. et surtout de l'accoutumer peu à peu à tout ce qui constitue une nourriture domestique, saine et succulente. J'en excepte seulement la patisserie, les sucreries, le fromage, les mets pésans apprêtés avec de la farine, les oignons, le raifort, la moutarde, les épices, la viande de porc fumée et salée, et la diversité des mets. Les enfans ne doivent manger que sobrement des pommes de terre qu'ils aiment tant, et non pas comme mets avec de la graisse, mais mieux en guise de légumes, de bouillie ou de soupe.

Le tems du manger n'est pas non plus une circonstance indifférente. A l'égard de tout petits enfans il en est sans doute du manger, comme du sommeil. Ils se consument plus vîte, et doivent conséquemment recevoir plus souvent une réparation. Il vaut pourtant beaucoup mieux accoutumer la nature à un certain ordre, et leur donner trois ou tout au plus quatre fois le jour à manger, à une heure fixe. Plus tard cette régle est encore plus nécessaire, et j'ai remarqué en général, que les enfans qui mangeoient toute la journée, et sans régle devenoient valétudinaires et misérables. Il faut absolument que l'estomac puisse achever sa digestion, qu'il ait des tems de repos, où il puisse recueillir ses forces, et les sucs gastriques nécessaires pour la digestion. Voici donc un régime pour les enfans, et je puis assurer, que, partout où on l'a observé, il en est résulté pour eux un état sain et florissant. Dès le matin aussi-tôt après le lever, une portion modique de lait tiéde avec du pain blanc bien cuit et rassis, à neuf heures du pain avec des fruits, ou à leur defaut avec un peu de beurre; à midi le diner complet, et à quatre ou cinq heures du pain avec des fruits, ou bien en hyver avec de la marmelade de prunes ou du jus de carottes (quelque chose de fort sain pour les enfans, et qui tue les vers). On peut alors permettre aux enfans de se rassassier suffisamment, afin qu'ils ne mangent pas trop le soir, ce qui dérange le sommeil et produit de mauvais sucs; à sept heures un léger souper consistant en lait, en soupe, en fruits, en légumes, en pain etc. Il faut prendre garde qu'ils ne mangent point de viande, point de mets pesans faits avec de la farine, ni rien de venteux, surtout qu'ils ne mangent pas beaucoup, et qu'ils restent encore éveillés au moins une heure après le souper. Je ne puis absolument être du sentiment de ceux qui regardent le pain comme quelque chose de nuisible pour des enfans. Du pain frais, pêtri avec de la levure, ou qui n'est pas entièrement cuit, est sans doute nuisible, mais d'ailleurs le pain joint à d'autres alimens est fort salutaire aux enfans. J'ai observé aussi que dans les premières années un pain de froment cuit à propos (je ne parle pas sans doute de ces petits pains blancs de différente forme, pâteux ou faits avec de la levure, qu'on a en certains endroits), et dans les années suivantes le pain de seigle sont les plus convenables.

Je ne puis m'empêcher de faire, à cette occasion, l'éloge d'un remède, de le recommander ici publiquement, comme contenant dans la forme la plus concentrée un aliment, qui peut opérer une nourriture et un accroissement plus prompt et plus vigoureux que tout autre, un remède par le moyen duquel j'ai vu des enfans valétudinaires, et étiques redevenir en quelques semaines florissans, charnus, pleins de vigueur, et même plusieurs arrachés à la mort. C'est de la racine de salep, dont je veux parler, qui est si succulente, qu'une dragme de cette racine peut réduire en gelée une chopine d'eau, et qu'un quart d'once suffit pour nourrir un homme fait toute une journée. Je ne connois rien qui puisse rétablir des enfans amaigris, mal nourris, ou épuisés par des diarrhées et d'autres évacuations, ni les remplir d'un sang pur aussi promptement, que cet excellent remède, même sans aucuns fâcheux accidens. Car par rapport à de tendres enfans les alimens ne sont pas quelque chose d'indifférent. Si on vouloit faire usage de viandes concentrées, on nourriroit aussi, à la vérité, mais en même tems on échaufferoit le sang, et on irriteroit tellement le corps, qu'il pourroit en résulter des fièvres, des inflammations, même des apoplexies et des convulsions. Le salep au contraire est à la fois une nourriture fortifiante et adoucissante, qui conséquemment convient beaucoup mieux pour le corps irritable d'un enfant. En pareils cas je recommande donc à toute mère de faire prendre journellement à son enfant une petite cueillerée, ou une dragme de racine de salep réduite en fine poudre dans du lait, du bouillon, ou de la soupe, en ayant toutefois attention que cette poudre soit parfaitement dissoute et transformée en gélée. Ce qui se fait en délayant d'abord la quantité déterminée avec une cueillerée d'eau fraiche jusqu'à ce qu'elle se tourne en bouillie, et en la faisant cuire ensuite avec une plus grande quantité de lait ou de bouillon.

Quant à la boisson des enfans, le mieux est, qu'ils ne prennent dans les six premiers mois rien autre chose que le lait, que la nature leur a en même tems destiné pour nourriture. Mais je crois devoir rappeller, qu'il est aussi fort expédient en ce point, d'établir bientôt une régle, ayant trouvé extrêmement nuisible, que des enfans soient toujours pendus à la mamelle de leurs mères ou nourrices. Qu'on laisse donc toujours quelques heures d'intervalle, et surtout qu'on les accoutume de bonne heure, à ne pas boire la nuit. Jusqu'à la fin des six premiers mois on ne sauroit sans doute trop obvier à cet inconvénient, mais il faut alors absolument restreindre cette habitude, et y renoncer tout à fait à la fin de la première année. Il vaut mieux laisser crier l'enfant pendant quelques nuits (car il n'en faut pas davantage pour le déshabituer de cette mauvaise coûtume), que de l'exposer, en continuant, au danger d'avoir une foible digestion, de mauvais levains, des obstructions dans le mésentère, des scrofules, et le rachitis; car ce sont là les suites qui peuvent en résulter.

Dans les six derniers mois de la première année on peut commencer à présenter à boire aux enfans par intervalles, et la meilleure boisson est toujours de l'eau pure sans être chauffée. Ce n'est que dans les cas, où on ne peut avoir de bonne eau, qu'on doit faire usage de bière, mais d'une bière légère, qui ait bien fermenté; car c'est un bonheur, qu'on procure à son enfant pour toute la vie, que de l'accoutumer à boire de l'eau.

Encore un mot! Qu'on habitue les enfans

à ne point boire pendant le manger, mais seulement après le repas fini. Je regarde comme fort importante cette régle, qu'on néglige assez fréquemment: car premièrement, le boire pendant le manger peut troubler la digestion, et en second lieu il nuit surtout aux dents, la froide température de la boisson pouvant facilement causer dans les dents échauffés des fêlures ou fentes, qui sont le principe de leur carie.

On croit çà et là faciliter le boire aux petits enfans, en leur faisant sucer la boisson à travers une éponge attachée sur le verre, et représentant un têton, mais je préviens fort sur cet usage nuisible. Non seulement il s'engendre aisément dans cette éponge une acreté, qui se communique à la nourriture, et peut produire des aigreurs avec d'autres maux; mais aussi les enfans y absorbent beaucoup plus d'air et souffrent fort alors de ventosités. On ne devroit absolument faire boire un enfant, qu'avec une cueillerée, ou dans une tasse proportionnée à la bouche.

---

*Du*

## *Du sommeil.*

C'est un singulier préjugé de quelques parens, de croire qu'un enfant puisse trop dormir, ou bien même que le sommeil puisse l'abêtir; c'est pourquoi il y en a qui vont jusqu'à troubler les pauvres créatures dans leur plus doux assoupissement, et leur en fixer le tems d'après des régles qu'ils ont imaginées eux-mêmes, mais non au gré de la nature. A cela j'oppose le principe, que c'est fort bon signe, quand des enfans dorment beaucoup et tranquillement, que c'est même un devoir, de les laisser jouir aussi long-tems qu'il est possible de cette importante restauration. La vie d'un enfant est bien plus active, que celle d'un homme fait, son sang circule avec plus de vitesse, tous les irritatifs agissent plus fortement, les parties constitutives ainsi que les forces se consument plus promptement. Cette destruction plus prompte de soi-même exige donc nécessairement que l'enfant jouisse, dans une bien plus grande proportion, qu'un homme fait, des deux plus grands restaurans de la vie, c'est à dire, de la nourriture et du sommeil. Il faut ajouter à cela, qu'il en a besoin non seulement pour sa conservation, mais encore pour croître et grandir. Le sommeil doit à cet égard être entièrement comparé au manger et au boire, il fait même encore plus. Arrêtant pour quelque tems toute l'action des irritations extérieures, et même de l'irritation de l'ame, il donne par là occasion, aux forces de se recueillir. Par une circulation paisible et uniforme du sang il opère une meilleure sanguification, et le suc nourricier peut s'en préparer plus abondamment, et plus uniformément. Il contribue par une position horizontale, qui diminue la compression de l'échine, à une extension égale et à une plus belle croissance. Facilitanta ussi et réglant les sécrétions des matières fécales, il devient par là un des plus excellens moyens de purifier le sang, et satisfait de la sorte à toutes les nécessités de cet âge de la vie.

Qu'il me soit permis d'ajouter encore seulement quelques déterminations plus particulières.

Plus l'homme touche de près au principe de sa vie, plus il doit dormir. Après avoir constamment dormi pendant neuf mois, le sommeil doit encore, dans le premier tems, remplir la plus grande partie de son existence, et je suis convaincu qu'une veille continue de vingt quatre heures pourroit tuer un enfant: à mesure que la force du tout augmente, croissent aussi la faculté, et le besoin de veiller plus long tems. Il faut pourtant céder à toute propension au sommeil. Quand l'enfant est âgé de six mois, on peut déja l'accoutumer d'une manière plus déterminée à des tems réglés du sommeil, ce qui en général est fort salutaire par rapport à toutes les fonctions animales. Qu'il dorme pendant la nuit, et de plus encore quelques heures avant et après midi. Qu'on tâche particulièrement d'habituer de bonne heure les enfans, à profiter de la nuit pour dormir. Pour mieux y parvenir, qu'on éloigne toutes les impressions extérieures, la lumière, le bruit etc. Mais surtout qu'on se garde bien d'acquiescer sur le champ aux pressantes sollicitations, qu'ils font, pour qu'on les prenne hors du lit, et qu'on leur donne à boire. — A la fin de la seconde année, et peut-être même plutôt l'enfant perdra l'envie de dormir avant midi. Il ne faut suivre à cet égard que l'instinct. On peut d'un autre côté lui laisser faire la méridienne jusque dans sa troisième année, et même plus tard, s'il y manifeste une grande propension, car jusques là on peut toujours encore regarder la moitié de la vie, c'est à dire, douze heures par jour comme nécessaires au sommeil. Ce tems peut ensuite être diminué d'une heure par année, ce que la nature même indiquera, en montrant plus de penchant à veiller, jusqu'à ce qu'on en vienne avec la septième année à huit ou neuf heures, auxquelles on peut s'en tenir jusqu'à l'âge de puberté.

Rien de plus nuisible que de réveiller un enfant en sursaut, et ce qui est encore pire, avec violence. Le passage de l'état du non-être au sentiment, c'est-à-dire, à l'action totale de toutes les impressions extérieures est pour un système nerveux aussi tendre que celui des enfans un pas extrêmement important, que la nature fait conséquemment faire par gradation. Le sommeil dégénère en assoupissement; de légers songes, et d'imparfaits sentimens des impressions extérieures nous préparent à un parfait réveil. Mais si ce passage se fait subitement, il faut le considérer par rapport à l'organisation sensible de l'enfant comme une commotion extrêmement violente, qui peut occasionner des spasmes et des convulsions, et même, si cela arrive souvent, un caractère convulsible dans tout le système nerveux, c'est-à-dire une disposition à des attaques de nerfs. Je trouve même vraisemblable, qu'on peut produire par là une propension à être somnambule. Par la même raison il est aussi fort nécessaire qu'à leur reveil les enfans ne voyent pas tout d'abord le grand jour, ou qu'ils ne portent pas leurs regards sur une paroi éblouissante, parceque cette impression peut affecter trop vivement l'oeil privé si long-tems de la lumière, et affoiblir la vue dès la plus tendre enfance. Il n'est pas moins important que les enfans, après avoir assez dormi, ne restent pas encore quelque tems au lit abandonnés à eux-mêmes, ce tems étant l'époque où l'imagination émue, la chaleur irritante, et même celle que cause la rétention de matières fécales amassées dans l'intérieur, peuvent exciter certaines irritations capables de favoriser le malheureux développement prématuré du penchant naturel pour l'autre sexe. Quiconque veut garantir son enfant de l'onanisme, doit éviter cette époque. La régle la plus avantageuse pour le bien physique des enfans, est certainement de les mettre au lit le soir de bonne heure, au plus tard à neuf heures, et de les lever à six heures du matin, dès qu'ils commencent à se mouvoir. Il me faut encore ajouter ici un avis important sur les places, où on doit mettre coucher les enfans. Il ne faut pas oublier, que l'homme ne vit en aucun lieu plus long-tems, que dans l'endroit où il couche, que conséquemment les qualités salubres ou malsaines de ce séjour sont de la plus grande importance pour la détermination de son bien-être physique. Cet avis regarde encore plus les enfans, que les hommes faits, attendu que les enfans dépendent encore davantage d'influences extérieures, et que les affaires si importantes pour eux de la nourriture, de l'accroissement et de l'excrétion se consomment principalement dans le sommeil. Qu'on se figure le coucher ordinaire des enfans dans une chambre, qui par sa situation manque déja d'un air pur (car la plûpart du tems on choisit à cet effet les chambres les plus retirées et les plus obscures), où les enfans ainsi que les domestiques ont passé tout le jour et corrompu l'air, où souvent on fait sécher le linge, et où en outre différentes saletés doivent remplir l'air de vapeurs. Ces pauvres créatures y couchent aussi, et respirent conséquemment toute la nuit un air déja animalisé et corrompu, qui, au lieu de leur communiquer rien de vivifiant, les remplit au contraire de matières nuisibles. C'est dans une telle atmosphère que doivent se faire les parties les plus importantes du développement et de la perfection du corps des enfans! Est-il alors bien étonnant qu'au lieu de ces avantages, il ne s'en suive que foiblesse, infirmité et retardement, et ne devons-nous pas fort souvent en chercher la cause méconnue dans la chambre à coucher des enfans? A quoi servent les alimens succulents, et tous les remèdes fortifians, dont on fait usage pendant le jour, si l'enfant pendant sept à huit heures de la nuit se nourrit et se remplit de matières tout à fait malsaines et infectées.

Je ne puis donc recommander assez fortement, comme un point capital de l'éducation physique, qu'on ait soin de procurer aux enfans une chambre à coucher haute, s'il est possible, bien aërée, et exposée au soleil (car je regarde aussi la lumière du soleil comme une condition nécessaire pour la salubrité d'un appartement), qu'elle ne soit pas habitée de jour, mais au contraire qu'on lui donne de l'air, qu'elle ne soit remplie d'aucunes autres exhalaisons, pas même d'odeurs de fleurs, ni d'autres semblables, et qu'elle reste aussi froide en hyver; car le coucher dans un endroit chaud affoiblit tout le corps, mais surtout le poumon. Il dispose au rhume, à la toux, et à la pulmonie. Mais je n'approuve pas les fenêtres ouvertes, parceque cela peut dans un changement subit de température causer tout à coup un refroidissement doublement nuisible dans le sommeil. Le lit en lui-même est aussi quelque chose d'important. Un lit d'enfant, pour être sain et convenable au but, exige principalement de la propreté, conséquemment un fréquent changement. Il est également essentiel qu'il n'excite pas un trop grand dégré de chaleur, et qu'il soit favorable à la formation droite du corps, la croissance ayant surtout lieu dans le sommeil. Or je trouve que les lits de plumes produisent un effet tout contraire, retenant, comme je l'ai dit plus haut, les vapeurs impures, relâchant le corps par une trop grande chaleur, et disposant la peau à la sueur, et toute la nature à des catharres, ainsi qu'a des fluxions. Ce qu'il y a de plus fâcheux, c'est, qu'en prêtant, et laissant former un creux, ils occasionnent une position courbe et par là des irrégularités, et la courbure de l'échine. Qu'on fasse donc absolument coucher les enfans dans les premières années sur des matelats remplis de menue paille, et rembourrés de crin de cheval les années subséquentes. Que la position soit horizontale, et seulement la tête un peu élevée; encore une observation, qui semblera peut-être une bagatelle à quelques personnes, mais qui n'en est pas une pour moi. Je regarde comme malsain de mettre la couchette des enfans tout à fait sur le plancher, comme je l'ai souvent vu. Car on sait, que dans tout lieu, où habitent des hommes, il s'y engendre toujours un air fixe, qui à cause de sa gravité spécifique tombe toujours en bas, et y forme une couche d'air malsaine, nullement propre à nourrir la vie, et qui doit être préjudiciable à quiconque y passe une nuit, mais surtout à des enfans. La place la plus saine est le milieu d'un appartement, parceque l'espèce spécifiquement plus légère de l'air corrompue connu sous le nom d'air phlogistique s'amasse en haut. Il est donc toujours expédient d'élever le lit au moins de la hauteur d'une aune.

---

## *De la tête découverte.*

C'est sans contredit une des réformes les plus essentielles de notre éducation physique, d'avoir ôté aux enfans ces chaudes coëffures et bonnets fourrés, qu'on portoit encore il y a quinze ans, et qu'on regardoit comme nécessaires pour la santé. Aucune révolution ne s'est opérée aussi promptement ni aussi généralement que celle-ci, et même il n'en est point dont les bons fruits se soient manifestés d'une manière aussi frappante. Depuis cette heureuse époque il est notoire, que la teigne, maladie jusqu'ici inévitable chez les enfans, n'est plus à la mode. Les enfans souffrent moins des rhumes, de la toux, et de fluxions; les cheveux prennent une plus belle crue, tout le corps est plus dispos, et si je ne me trompe pas fort, les enfans paroissent dans le monde plus alertes et plus spirituels. C'est une chose décidée en médecine, que ce port libre de la tête en entretient plus librement et plus parfaitement la transpiration, qu'il arrête la trop forte direction des humeurs vers cette partie, qu'il fortifie le centre du système nerveux et endurcit même la substance des os du crâne, que conséquemment cette habitude garantit la plus importante partie d'un être raisonnable de toute sorte de maladies et d'accidens, au lieu que l'ancien usage de tenir la tête trop chaudement en faisoit le siège de la foiblesse, le dépot des matières maladives et du sang, par conséquent l'un portant l'autre, la partie la plus valétudinaire.

Il y a déja long-tems que la nature auroit pu fixer notre attention sur cet article, si les hommes étoient accoutumés à tirer leurs régles de vie et leurs principes des avertissemens de la nature, qui les indique si clairement à l'observateur pur et dégagé de préjugés. La tête comme le siége des sens les plus importans devroit rester découverte, et c'est à cet effet que la nature, en douant la partie, qui n'a point de cheveux, d'une peau si sanguine qu'elle résiste bien plus fortement à l'impression du froid et de la gélée, a en même tems garni le reste de la tête de cheveux, qui garantissent suffisamment le tout du froid et de la chaleur, et qui comme des conducteurs de la moindre espéce diminuent la perte de la chaleur intérieure, ainsi que la trop forte insinuation de l'extérieure. C'est précisement dans cet arrangement de la nature que se trouvent les avertissemens, pour prévenir les fautes, qu'on n'évite pas assez, ce me semble, et sur lesquelles il me faut attirer ici l'attention.

Les cheveux sont la couverture naturelle et nécessaire de la tête, d'où il s'ensuit, je pense, fort naturellement, qu'un enfant, tant qu'il n'a point encore de cheveux, doit avoir la tête couverte de quelque chose. C'est donc outrer les choses, et un grand préjudice pour les enfans, que de les porter de côté et d'autre dans les premiers mois, la tête nûe, surtout quand il fait un tems frais et humide. Le changement fréquent de température, qui agit ici immédiatement sur un si tendre organe, la grande délicatesse et l'ouverture du crane jointes à la bien plus grande sensibilité de cet âge, au moyen de laquelle toutes les impressions du dehors produisent des effets incomparablement plus forts, tout cela réuni, dis-je, occasionne des suites extrêmement fâcheuses pour la santé, même pour la vie de l'enfant, sans compter qu'une tête ainsi tout à fait découverte est aussi plus aisément exposée à des lésions méchaniques. La tête ne doit pourtant pas être trop chaudement couverte, mais dès que les cheveux la couvrent suffisamment, il faut quitter peu à peu cette coëffure.

Il en est de même de la coupe des cheveux, qui n'est point du tout une chose indifférente. Je consens volontiers que la mode fasse tailler nos habits tantôt courts, tantôt longs, car ils ne font point partie de notre corps, mais qu'elle se permette de trancher de la sorte, même par rapport aux parties de notre corps (et les cheveux en sont une), c'est autre chose. Car si quelqu'un a une chevelure forte et longe, et qu'on la lui coupe toute courte, c'est à peu près la même chose que quand on fait courir tout d'un coup la tête nûe quelqu'un qui est accoutumé à porter un bonnet fourré; et si cela arrive par un tems frais et humide (ce que la mode ne considère jamais), cela peut occasionner des refroidissemens fort nuisibles avec toutes leurs suites. Je connois des exemples, que la coup trop courte des cheveux chez des enfans qui avoient la teigne, la fit rentrer subitement, et causa des maladies dangereuses, car c'étoit précisément comme si on leur avoit mis sur la tête des cataplasmes froids. Qu'on ne fasse point ici de sauts, qu'on observe la saison, les circonstances accidentelles, et qu'on ne coupe en aucun tems les cheveux trop courts. Car en effet je ne vois pas non plus, qu'il y ait de l'avantage pour la beauté, si, au lieu d'une chevelure bouclée, et formée pittoresquement,

ment, on n'a la tête couverte que de cheveux courts et hérissés. De tels cheveux ont été de tout tems et presque généralement regardés comme un signe d'infamie et d'esclavage, tandis que des cheveux longs et bouclés ont toujours été pris pour la marque distinctive d'un homme noble et libre.

Il me faut encore parler d'une faute, qui consiste à étendre cet usage de laisser aux enfans la tête découverte jusques par un froid et une chaleur extrêmes, quoiqu'il soit pourtant certain et constaté par beaucoup d'expériences, qu'un trop grand dégré de froid ou de chaud, s'il agit immédiatement sur la tête, peut causer des accidens dangereux et même mortels, par exemple, des apopléxies, des spasmes, des convulsions, une inflammation du cerveau. Il est donc expédient de donner aux enfans, quand ils s'exposent au grand air par un froid rigoureux, ou aux rayons du soleil en plein midi, un chapeau léger de feutre en hyver, et de paille en été.

---

www.ingramcontent.com/pod-product-compliance
Ingram Content Group UK Ltd.
Pitfield, Milton Keynes, MK11 3LW, UK
UKHW021126260726
13994UKWH00002B/996

9 782329 442853